Ayuno Intermitente

Como Comer Lo Que Y Aun Así Perder Peso Rápidamente Y Ganar Musculo Magro Para Principiantes

Por

Heather Trill

Tabla de Contenidos

Introducción

A menos que seas una de las pocas personas afortunadas en el planeta que puede comer lo que quieran pero nunca parece ganar una onza, es probable que hayas estado a dieta o dos.

Y con tantas dietas de moda para elegir - la dieta de pomelo, la dieta de sopa de repollo, la dieta de alimentos crudos y la dieta de jugo, cada uno más soso y doloroso que el que vino antes de ella - probablemente encontró uno que le ayudó a perder una libra o dos.

Pero según la historia de la mayoría de las dietas, es probable que esos molestos kilos de más desvirtuados sigan rondando, tan tercos como las hormigas en un picnic de verano.

Eso es porque la mayoría de los dietistas de moda encuentran que mientras que su última dieta les ayudará temporalmente a bajar unas cuantas libras, no les enseña cambios duraderos, así que en la mayoría de los casos, el peso sólo vuelve a fluir, por lo general con unas cuantas libras extra vengativas , sólo para enseñarnos una pequeña lección.

Por lo tanto, es volver a los libros y volver a las dietas, sólo para perder - y ganar - todo de nuevo.

Lo que este libro cubre

Veremos algunos de los beneficios que obtenemos para ayunar, además de lo que se trata el ayuno intermitente. También veremos de qué se trata el ayuno intermitente y qué implica exactamente.

Si hay una cosa en la que los expertos están de acuerdo, que el ciclo de la dieta yo-yo causa estragos en el metabolismo, frenándolo a un rastreo y haciendo perder peso mucho más difícil en el futuro.

Entonces, ¿se acabó todo menos el llanto, y deberías ir a la cocina y preparar un lote de brownies de doble caramelo y olvidarte de ello?

Bueno, no, no tires la toalla todavía. Hay cosas que usted puede hacer para detener el ciclo viscoso y acelerar su tasa metabólica de nuevo.

Con el ayuno intermitente, puede bajar de peso rápidamente, sin sentirse demasiado privado en el camino.

"Para la transformación del cuerpo, el ayuno intermitente funciona." Este libro contiene algunos de los consejos útiles sobre cómo lograr un rápido exitoso y de la manera correcta, siga leyendo para ser iluminado más.

Capítulo 1: Todo sobre el ayuno intermitente

El ayuno intermitente no es una dieta de hambre. Por otro lado, tampoco es una manera de comer una dieta constante de comida chatarra y salirse con la suya. El ayuno intermitente es un programa planificado de alimentación que le permite comer una dieta normal y saludable la mayor parte del tiempo, y luego requiere que pase un corto período de mucho menos comida que consume mucho tiempo. Hay algunos planes intermitentes de ayuno que dividen los períodos de ayuno y no ayuno en pocas horas, como ocho horas de comer seguidas de doce o dieciséis horas de ayuno.

Más comúnmente, los ayunos intermitentes se dividen por días de la semana.

En la Dieta Rápida Intermitente, usted come una dieta "normal" durante cinco días de la semana, intercalado con dos días de ayuno. Aunque la investigación sobre el ayuno intermitente sigue

las etapas iniciales, hay suficiente evidencia de que comer de esta manera puede ayudar a arrojar grasa, regular algunas de las hormonas asociadas con la obesidad y el hambre, e incluso mejorar los niveles generales de colesterol.

Porque el ayuno intermitente puede tener un efecto beneficioso sobre las hormonas que estimulan el almacenamiento de grasa y el hambre, puede ser una estrategia muy útil para perder peso y arrojar grasa corporal. También puede ser una muy buena manera para las personas que de otra manera no siguen una dieta saludable para romper las adicciones a los alimentos que no son saludables y aprender a tomar decisiones alimentarias más saludables en general.

En la Dieta Rápida Intermitente, usted come una dieta saludable que es cercana o igual a sus requisitos calóricos diarios durante cinco de siete días. En los dos días de ayuno, las mujeres consumen 500 calorías por día mientras que los hombres consumen 600 calorías. Debido a que seguirá comiendo durante los días de ayuno, este método de ayuno intermitente generalmente no conduce a comer en exceso en días que no están ayunando, lo que puede ser un efecto secundario no deseado de otros planes de ayuno.

El ayuno no es algo nuevo. Los seres humanos han estado ayunando durante gran parte de la historia debido a la escasez de alimentos o a razones religiosas/espirituales. Hoy en día la gente ayuna mucho menos que antes, y esto es bastante lógico con toda la comida a la que tenemos acceso.

El ayuno intermitente, por otro lado, es bastante nuevo. Es una forma nueva y diferente de planificar sus comidas. La investigación ha demostrado varios beneficios con respecto a nuestra salud y

longevidad cuando se intermitente rápido. Ha demostrado que, cuando se hace correctamente, maneja nuestro peso corporal, prolonga la vida, regula la glucosa en sangre y mucho más. Normalmente estamos acostumbrados a comer tres comidas al día, y tal vez incluso consumir refrigerios entre esas comidas. Pero el ayuno intermitente es diferente. Con el ayuno intermitente está eligiendo conscientemente omitir ciertas comidas. Esto se puede hacer un día a la semana, pero también puede significar que se salta el desayuno todos los días y que el almuerzo será su primera comida del día. Hay varias maneras de hacerlo, pero esto realmente depende de sus objetivos.

El significado de Ayuno Intermitente es que te privas de comida en ciertos puntos del día. Sólo comerás entre ciertas horas, las llamadas "Ventanas de tiempo". Usted elegirá estas ventanas de tiempo por lo que más le convenga a lo largo de su día. Por ejemplo, si elige comer de 12:00 PM a 08:00 PM, entonces esa será su ventana de tiempo. Te asegurarás de consumir todas tus calorías en esas horas y nada fuera de ellas.

El número de comidas que comes también depende de ti. Puede elegir dividir todos sus alimentos entre 5 o 6 comidas, pero también puede elegir comer 1 o 2 comidas. A pesar de todo, el concepto principal es: consumir todas sus calorías entre ciertas horas (su ventana de tiempo). Por lo tanto, el ayuno intermitente no es una dieta, es sólo una manera diferente de consumir sus calorías. No tiene nada que ver con lo que comes, sino que se trata de cuando comes. Por supuesto, usted necesita comer alimentos saludables y asegurarse de que no comer en exceso en primer lugar con el fin de estar saludable, pero el ayuno intermitente en sí proporciona grandes beneficios.

Capítulo 2: A quién y a qué ayunar

¿Quién debe y no debe probar el ayuno intermitente?

La mayoría de las personas pueden seguir con seguridad la Dieta Rápida Intermitente; sin embargo, usted debe consultar a su médico antes de comenzar la dieta, ya que no se recomienda para algunas personas.

Personas que no son buenas candidatas para la dieta rápida intermitente

En particular, las mujeres embarazadas o lactantes no deben intentar el ayuno intermitente. Las pautas calóricas para los días de ayuno son simplemente demasiado bajas. Sin embargo, una vez que haya tenido a su bebé y/o haya terminado de amamantar, el ayuno intermitente puede ayudarlo a recuperar su cuerpo antes del embarazo.

Las personas con diabetes tipo 2 no deben realizar esta dieta. Aunque algunas pruebas muestran que puede corregir desequilibrios o insensibilidad a la insulina, una vez que se ha diagnosticado diabetes tipo 2, no se recomienda ayunar.

Las personas con antecedentes de trastornos alimenticios no deben seguir una dieta de ayuno. Si sientes que puedes tener un trastorno de la alimentación o que corres el riesgo de padecer uno, no se recomienda que pruebes la Dieta Rápida Intermitente.

Los niños y adolescentes no deben seguir la Dieta Rápida Intermitente. Por favor, consulte a un pediatra o nutricionista si está buscando un plan de pérdida de peso para cualquier persona menor de dieciocho años de edad.

Personas que son bien adaptadas para la dieta rápida intermitente

La Dieta Rápida Intermitente puede ser un gran plan para cualquier persona que sea saludable, pero le gustaría perder peso y arrojar grasa corporal. Sin embargo, el formato de la dieta puede hacer que sea especialmente beneficioso para algunos grupos específicos de personas.

Personas que actualmente se suelen una dieta poco saludable:

Las personas que comen una buena oferta de comida rápida, alimentos procesados y azúcar pueden beneficiarse del enfoque nutricionalmente equilibrado de la Dieta Rápida Intermitente. El enfoque de los días de ayuno y no ayuno se centra en los alimentos integrales: principalmente carnes magras, frutas y verduras frescas, lácteos bajos en grasa y cereales integrales. Muchas personas encuentran que después de comer este tipo de dieta durante unas semanas, son más capaces de apreciar alimentos enteros más saludables y tener una mejor comprensión de lo que hace una dieta completa.

Personas que son adictas a los alimentos azucarados o a las calorías vacías:

Muchas personas se vuelven adictas a los alimentos azucarados, los refrigerios procesados con alto contenido de carbohidratos y las bebidas calóricas vacías, como las gaseosas y las bebidas de café mezcladas, que tienen muchas calorías y poca o ninguna nutrición. Para algunas de estas personas, la Dieta Rápida Intermitente puede tener el beneficio adicional de ayudarlos a romper esas adicciones. Esto no es sólo debido al enfoque en alimentos enteros, sino también debido a las restricciones calóricas en los días de ayuno. Cuando solo tienes de 500 a 600 calorías para usar en un día, es difícil justificar gastar la mitad en una cola. Después de una o dos semanas de vivir sin esos alimentos, muchas personas informan que los antojos y los síntomas de abstinencia sub-lado.

Personas que necesitan un plan especialmente simple:

Algunas personas naturalmente lo hacen mejor cuando los pasos y las opciones son muy limitados. Una dieta con demasiadas variaciones y opciones o que requiera demasiada planificación y toma de decisiones a menudo son difíciles de mantener para estas personas. La dieta rápida intermitente es simple, sencilla y trazada paso a paso. Debido a las limitaciones calóricas, los planes de comidas para el día en ayunas son extremadamente simples, y las recetas a menudo tienen solo unos pocos ingredientes.

Capítulo 3: Mitos detrás del ayuno intermitente

Con toda la información sobre fitness y nutrición flotando en la web, puede ser muy fácil perder de vista lo que es real y lo que es ficción. Las recomendaciones sobre qué dieta debe implementar varía mucho; muchos son válidos, pero también hay algunos mitos comunes.

Sin saber que esos mitos son falsos, la gente puede implementar el consejo equivocado, saboteando así su propio progreso (mientras tiene una muy buena ética de trabajo). Yo personalmente, me enfado mucho cuando veo esto. Solía ser el novato que buscaría en cada foro de la web, emocionándose mucho con la implementación de los falsos consejos que recibiría. Y al final sabotearía mi propio progreso.

Con el tiempo comencé a ver que muchos mitos sobre nutrientes y ayuno intermitente simplemente no eran ciertos. Pero fue cuando encontré mentores que tenían los resultados que quería que comprendiera completamente lo que tenía que hacer para obtener los mismos resultados que ellos. Para ser honesto, sin embargo, para llegar al punto en que pude ver plenamente qué consejo era falso y cuál no era muy lento y frustrante. Quiero ahorrarles este proceso desacreditando los mitos comunes del Ayuno Intermitente. Pero antes de profundizar en él,

15

permítanme explicar por qué y cómo se forman los mitos:

1. Falta de conocimiento y/o interés.

Con todas las pruebas científicas recién descubiertas, hay personas que quieren sacar conclusiones al respecto mientras carecen de los conocimientos necesarios para hacerlo adecuadamente. Para que puedan sacar conclusiones adecuadamente sobre los resultados de un estudio en particular, primero necesitan una formación académica en ese campo específico. La mayoría de las veces no tienen uno, por lo que simplemente sacan conclusiones que son falsas. Además de eso, hay personas que tienen el conocimiento adecuado, pero que simplemente repiten lo mismo una y otra vez (mientras que un poco sabiendo que es incorrecto).

Esto suele ocurrir cuando las personas pierden interés en el campo específico que están estudiando y no quieren poner en el esfuerzo para sacar conclusiones adecuadamente sobre un resultado en particular. Otra razón principal es que los científicos tienen miedo de perder credibilidad. Es muy vergonzoso que los científicos admitan que se equivocaron sobre un determinado tema cuando descubren que lo contrario de lo que predican es cierto. La mayoría de las veces los científicos no publican sus resultados recién descubiertos con el fin de conservar su credibilidad.

2. Acondicionamiento Social

Cuando repites una mentira lo suficiente, eventualmente se convierte en la verdad. Si sigues escuchando algo que no es (o es) cierto, eventualmente pensarás que debe ser verdad. Esto también se llama condicionamiento social. ¿Por qué? Porque nosotros, como seres humanos, no tenemos suficiente energía ni tiempo para probar todo nosotros mismos. Necesitamos que otros "inventen la rueda" para nosotros, para que podamos centrarnos en otras cosas más importantes. Así que, si bien el condicionamiento social puede ser muy útil, también puede sabotearnos. En algún momento, cuando estos mitos socialmente condicionados se difundan lo suficiente, será muy difícil ir en contra de él y descubrir la verdad.

3. (Falso) Marketing

Suplemento, alimentos y fitness empresas están constantemente tratando de vendernos productos mediante la presentación de información falsa. Estas empresas se benefician enormemente de personas que no tienen suficiente conocimiento sobre fitness o nutrición, porque son más fáciles de manipular. Utilizan la manipulación y las mentiras para promocionar falsamente sus productos a personas que no están bien informadas. Por ejemplo, la industria del grano está constantemente afirmando que usted necesita comenzar su día con un cereal saludable (leer: lleno de azúcar), o la industria alimentaria que está constantemente diciendo que usted necesita alimentar a su cuerpo durante todo el día beneficiarse de las personas que piensan que constantemente necesitan comprar grandes cantidades de alimentos.

Los mitos comunes sobre el ayuno intermitente son los siguientes:

Mito 1: Tendrás hambre mientras ayunas

La mayoría de las personas que escuchan acerca del ayuno intermitente por primera vez tienen miedo de tener hambre mientras ayunan. Si bien esto podría ser cierto para el principio cuando intenta implementar el ayuno intermitente, esto sin duda desaparecerá muy rápidamente. ¿Por qué? Bueno, casi todo lo que hacemos en nuestra vida cotidiana son hábitos formados. Tenemos hábitos para que el cuerpo no necesite usar la fuerza de voluntad para hacer ciertas cosas. Dicho esto, cuando su cuerpo le está dando una señal de que usted tiene hambre, en realidad es un desencadenante de hábito.

La mayoría de las veces no tienes mucha hambre, pero como normalmente comes en ese momento recibirás un desencadenante de hábito. La primera vez que implemente el ayuno intermitente, será difícil ignorar estos desencadenantes del hambre. Esto se debe a que toma alrededor de 30-60 días para formar un nuevo hábito o eliminar uno viejo. Si persistes durante los primeros 60 días, será mucho más fácil ignorar estas señales e incluso eventualmente desaparecerán. Su cuerpo enviará señales de hambre a diferentes partes del día. Por lo tanto, cuando comience a implementar el ayuno intermitente, asegúrese de ignorar las señales de hambre que recibe fuera de sus ventanas de tiempo durante al menos los primeros 60 días. Cuando lo haces eficazmente, tu cuerpo aprenderá a enviar señales de hambre a diferentes partes del día.

Mito 2: El ayuno intermitente causa deficiencias de nutrientes

Muchas personas piensan que no recibirás suficientes vitaminas cuando estés ayunando, pero esto no es cierto. Cuando estás ayunando, estás 'enseñando' a tu cuerpo a comer a ciertos intervalos. Al hacer esto, no perderá vitaminas y/o minerales esenciales. Además, los nutrientes que pierdes en un día de ayuno se recuperan de nuevo cuando comes.

Además, puede tomar su dosis de vitaminas tomando píldoras que las contengan si realmente desea consumir nuestras vitaminas en ciertas horas del día.

Mito 3: Te mueres de hambre a propósito

Hoy en día, nos apresuramos a etiquetar "perder ciertas comidas" como morirse de hambre. Estamos tan acostumbrados a tener comida a nuestro alrededor las 24 horas los 7 días de la semana que nos asustamos cuando nos saltamos una comida. Sin embargo, yo no llamaría "saltarse una comida" lo mismo que "morirse de hambre". La verdadera inanición es cuando tu cuerpo agota todas sus reservas de grasa y comienza a consumir tus músculos para obtener energía, lo que lleva a la muerte muy rápidamente.

Sin embargo, con el ayuno intermitente, este no es el caso. Los períodos de ayuno son muy cortos y obtienes suficientes calorías de tus comidas (además de tus reservas de grasa) para mantener tus niveles de energía.

Mito 4: El ayuno intermitente tendrá un efecto negativo en su rendimiento de entrenamiento de peso

Otro mito traído al mundo sin evidencia real y legítima que lo respalde. La investigación realizada por varias personas que estaban ayunando durante el Ramadán concluye que las actividades aeróbicas tuvieron un efecto negativo insignificante en su rendimiento. Esto es incluso mientras se deshidrata, ya que el Ramadán implica la restricción de líquidos.

Más estudios que no implicaron la restricción de líquidos han encontrado que el entrenamiento de fuerza no se ve afectado por el ayuno, incluso cuando el individuo está ayunando durante 3 días seguidos. Por lo tanto, que la gente piensa que no puede rendir bien mientras que en un estado de ayuno simplemente no es cierto.

Mito 5: Necesitas comer comidas pequeñas durante todo el día para mantener tus niveles de azúcar en la sangre bajo control

Algunos "expertos en salud" afirman que comer comidas pequeñas te ayudará a controlar el azúcar en sangre. Pero la cosa es, los niveles de azúcar en la sangre están bien regulados y mantenidos cuando estás sano. No suben y bajan tanto cuando te quedan sin comida durante un par de horas, o incluso un día.

Además, si lo miras desde una perspectiva evolutiva, es totalmente normal quedarse sin comida durante un par de horas, días o incluso una semana. Nuestros antepasados a veces tenían que pasar por momentos en los que no tenían ningún alimento disponible, y esto no tenía un gran impacto en sus niveles de azúcar en la sangre. Por lo tanto, el mito de que usted necesita comer pequeñas durante todo el día para mantener sus niveles de azúcar en la sangre bajo control simplemente no es cierto.

Mito 6: En su mayoría perderás músculo y poca grasa cuando ayunas

Exactamente lo contrario es cierto. La grasa es una molécula de alta energía y contiene mucha más energía que la proteína (es alrededor de 2 veces más energía densa que la proteína). Por lo tanto, tiene sentido para el cuerpo para utilizar primero las grasas almacenadas como una fuente de energía que la proteína. Además, el propósito principal de la grasa es ser un reservorio de energía para nosotros cuando los alimentos son escasos.

Las proteínas en nuestros músculos contienen mucha menos energía, por lo que no es eficiente para el cuerpo utilizar la proteína como fuente de energía. Además, el propósito principal de la proteína es más crítico para nuestro músculo esquelético y para nuestros cuerpos para funcionar correctamente en lugar de proporcionar al cuerpo con energía. Además, si comparas las reservas de calorías que se encuentran en grasas y proteínas, verás una tremenda diferencia. Alrededor del 85% de nuestras reservas calóricas están en reservas de grasa y 14% de proteína. Obviamente, la grasa es la molécula de almacenamiento de energía más importante. Por lo tanto, desde un punto de vista fisiológico, tiene sentido que nuestros cuerpos primero vayan a nuestras reservas de grasa para obtener energía cuando los alimentos son escasos.

Mito 7: Es malo para ti cuando te saltas el desayuno, y también te engordará

Es cierto que las personas que se saltan el desayuno son más propensas a estar gordas. Esto se debe al hecho de que la mayoría de los capitanes de desayuno tienen hábitos alimenticios inconsistentes y muestran mucha menos preocupación por su salud. Otra razón por la que las personas que se saltan el desayuno son más pesadas que las que no lo hacen, es que las personas que se saltan el desayuno son más propensas a estar a dieta. Y estar a dieta puede llevar a comer atracones. Además, las personas que hacen dieta tienden a ser más pesadas que los no dietéticos en primer lugar.

Por lo tanto, es lógico que la mayoría de la gente piense que saltarse el desayuno en sí te engorda. Pero como se explicó anteriormente, es lo que hacen los capitanes del desayuno además de saltarse el desayuno lo que los engorda, y no el salto real del desayuno en sí.

Mito 8: El ayuno es malo para las mujeres

A algunas personas les gusta argumentar que el ayuno intermitente es malo para las mujeres. La gente piensa que puede afectar negativamente los niveles hormonales y tolerancia a la glucosa, así como conducir a la disminución de la satisfacción y el hambre frecuente en las mujeres. Mientras que algunos estudios apoyan esa teoría, otros estudios han demostrado que las mujeres pueden seguir practicando el ayuno intermitente sin ningún efecto en sus cuerpos o niveles de hambre.

Como mujer, puedo dar fe de que a veces, estoy harto de hacer dieta, pero eso tiene algo que ver con cuando estaba contando macronutrientes y mi ingesta de calorías que mi practicando ayuno intermitente. Me encanta el ayuno intermitente. Tengo más control de lo mucho que tomo en mi cuerpo y siento que soy capaz de lograr más satisfacción con mis comidas si puedo tomar más debido a mi ayuno durante todo el día.

¿Echo de menos desayunar? La verdad es que no. Extraño comer comidas de desayuno en restaurantes de comida rápida, que son malos para ti de todos modos. Si aún así sigues teniendo problemas, la página de ayuda de Este es. Claro, no puedo conseguir esa galleta de chorizo de Carl's Jr que puede ser mala para mi cuerpo y la ingesta diaria de calorías, pero siempre puedo hacer algo así en casa para más barato con menos calorías. Prefiero saltarme el desayuno de todos modos para que pueda entrenar ayunas y no preocuparme por empacar o hacer el desayuno antes del trabajo. ¿Quién necesita trabajo extra por la mañana? ¡Ese es el momento que me quitan jugando con mi teléfono o durmiendo!

Mito 9: El entrenamiento rápido es malo para ti

Hubo un tiempo en que la gente pensaba que el entrenamiento en ayunas era ideal para quemar grasa, especialmente si estás realizando cardio. Los levantadores de pesas profesionales estaban preocupados de que el entrenamiento en ayunas puede causar catabolismo, que es la descomposición del músculo. Esta es también la razón por la que algunos atletas intentan consumir algo alrededor de 30 minutos después de un entrenamiento para que puedan cumplir con una "ventana metabólica."

Estudios recientes han demostrado que incluso 60 minutos de correr mientras que el ayuno afectará insignificantemente su crecimiento muscular. El entrenamiento rápido no afectará negativamente su rendimiento de fuerza como se pensó una vez. Sin embargo, todavía hay cierto malestar cuando se trata de entrenamiento de peso en ayunas debido a la capacidad de sintetizar proteínas. Para ayudar en la síntesis de proteínas, se recomienda consumir hasta 10mg de BCAA (aminoácidos de cadena ramificada) antes y después del entrenamiento con peso.

Mito 10: Comer comidas grandes por la noche te hará ganar peso

Es posible que hayas oído este dicho antes: "Come como un rey por la mañana, come como un príncipe para almorzar y come como un pobre para cenar". ¿Qué significa eso? Básicamente significa comer sus comidas más pequeñas por la noche y sus comidas más grandes por la mañana. La idea es que consumir comidas grandes por la noche te hace ganar mucho peso. Mientras que, comer grandes cantidades de carbohidratos por la noche te hará pesar más por la mañana que si fueras a consumir sólo proteínas; que es sólo debido al hecho de que consumir más carbohidratos significa que su cuerpo retendrá más agua.

Más carbohidratos significan más peso de agua. Tiene sentido, ¿no? Los carbohidratos tienden a aferrarse a más agua que las proteínas o grasas. Estudios recientes han demostrado que consumir comidas grandes por la noche no te hace ganar más grasa. En realidad, estudios recientes han demostrado que sus tiempos de comida no importan. ¿No has comido durante todo el día? Entonces siéntete libre de comer por la noche. Si tiene ganas de ayunar durante todo el día y comer una comida por la noche, siéntase libre de hacerlo. La profesional de la competencia, Sonya Thomas, también conocida como La Viuda Negra, consume una comida grande al final de un día en lugar de comidas pequeñas durante todo el día. Usted puede pensar que los comedores competitivos son individuos de conjunto pesado, pero ella definitivamente te sorprenderá.

Capítulo 4: Beneficios del ayuno intermitente

Como eran algunos beneficios del ayuno, hay personas que están utilizando esto para perder exceso de peso además de algunos lo están utilizando para aumentar sus problemas de salud. Algunas personas también dicen que el ayuno es una estrategia para parecer jóvenes y poseer una vida más larga. Esta es la razón por la que este procedimiento suena intrigante a mi opinión. El simple hecho es que las mismas razones por las que me gustaría revelar los beneficios de ayuno intermitente junto con usted.

Realmente, este estilo de ingesta no es tan desafiante. La acusación en la corte es esencialmente comer lo que necesites dentro de un día y luego la noche es probable que ayuna. ¡No indica comida! (Además del agua). Es completamente diferente de nuestros hábitos alimenticios habituales. Sin embargo, se puede ver como un extremo de pérdida de peso, pero el ayuno es realmente un gran medio para que cualquiera busque y se sienta muy bien por dentro y por fuera!

El ayuno periódico puede ayudar a aclarar la mente y fortalecer el cuerpo y el espíritu. Aunque la gente comúnmente cree que privarse de alimentos durante demasiado tiempo es insalubre para usted, los científicos han demostrado que el ayuno intermitente proporciona muchos beneficios.

1: Elimina los antojos de comida y azúcar

Muchas veces cuando nos sentimos "hambrientos" realmente sentimos antojos de azúcares y carbohidratos. Cuando usted está ayunando, su cuerpo cambiará de usar carbohidratos como combustible a usar sus reservas de grasa quemada en su lugar. Su cuerpo aprenderá que los carbohidratos no son necesarios para la energía y que puede utilizar la grasa ya almacenada en su cuerpo para la energía.

Aparte de eliminar sus antojos de azúcar, también eliminará los antojos de la comida en sí. Debido a que su cuerpo "se dará cuenta" de que no necesita alimentos para la energía, no lo anhelará demasiado a menudo. Por lo tanto, mediante la eliminación de todos los desencadenantes de hambre que obtendrá a través del día. Esta es la razón por la que el mito de "comer 5-6 veces al día" no es cierto. Cuando comes 5-6 veces al día e incluso implementas carbohidratos, nunca permitirás que tu cuerpo queme grasa. Esto es debido al hecho de que el cuerpo utilizará los carbohidratos como energía primero antes de usar la grasa en su cuerpo.

2: Aumenta la sensibilidad a la insulina

La insulina es una hormona en el cuerpo que regula la función de las células. La insulina es hecha por el páncreas y se secreta cuando comemos alimentos. Luego se une a las células de señal y permite que nuestro cuerpo almacene los azúcares como energía. Cuanta menos insulina necesitemos para almacenar estos azúcares, más sensibles seamos a la insulina, y mejor puede hacer su trabajo a largo plazo.

Cuando comemos de 5 a 6 veces al día, nuestros niveles de insulina se mantienen demasiado altos durante un largo período de tiempo. Esta insulina no se utilizará eficazmente, y esto eventualmente elevará nuestra resistencia a ella. Cuando somos resistentes a la insulina, podemos desarrollar diabetes tipo 2 o prediabetes. La diabetes es una enfermedad que nos impide almacenar todos los azúcares que consumimos, porque la insulina que produce nuestro páncreas no funcionará correctamente. Cuando esto sucede, los azúcares no se almacenarán como energía y permanecerán en nuestro torrente sanguíneo, lo que conduce a niveles altos de azúcar en la sangre y endurecimiento de los vasos sanguíneos.

Esto eventualmente puede causar enfermedades renales, ataques cardíacos, disfunción eréctil, y pérdida de la visión, accidentes cerebrovasculares, daño a los nervios y problemas de salud mucho más críticos. Sin embargo, cuando ayunas durante un largo período de tiempo, estás forzando a tu cuerpo a usar la grasa almacenada como energía y no como alimento que estás digiriendo. Esto permitirá que su cuerpo cree menos insulina y por lo tanto se vuelve más sensible a la insulina, previniendo todos estos problemas.

3: Es muy simple el ayuno intermitente es muy simple.

No requiere mucho esfuerzo para planificar la cantidad, calidad y tiempo de sus comidas. Cualquier practicante activo del gimnasio pone mucho esfuerzo en preparar sus comidas para realizar un seguimiento de sus calorías. Este método está bien por sí mismo, pero puede ser muy drenante de energía y consume mucho tiempo.

En esta época, ya no tenemos mucho tiempo debido a nuestros estilos de vida rápidos y exigentes, por lo que es mejor ahorrar tiempo eliminando tareas innecesarias como la preparación de comidas. Cuando estás ayunando sólo tienes que preocuparte por 1 o 2 comidas, y siempre sabes a qué horas del día vas a comer. Esto le permitirá dedicar una mayor cantidad de tiempo a tareas más importantes.

Cuando te das cuenta de que la preparación de comidas no es tan importante, notarás que sigues obteniendo los mismos resultados con menos esfuerzo. Esto también se denomina principio 80/20. El 80% de nuestros resultados provienen del 20% de nuestros esfuerzos.

Depende de nosotros averiguar qué 20% importa. Y a menudo, la preparación de comidas no pertenece al 20%.

Además, debido a que usted está comiendo una o dos comidas grandes una opinión, no será necesario realizar un seguimiento constante de sus calorías. Y es mucho más difícil consumir sobre las calorías diarias en una o dos comidas (a menos que esté comiendo comida chatarra, por supuesto).

Nota: Si usted es un culturista profesional, entonces esto no se aplica a usted. No puedes esperar entrar en competiciones y ganarlas sin estar lo más magra posible. Por lo tanto, para aquellas personas que están participando en competiciones, ¡recomiendo encarecidamente que realice un seguimiento de todas sus calorías y se adhieren a lo que funciona!

4: Es flexible

Tener planes de comidas estrictos puede ser muy difícil de sostener. La mayoría de nosotros tenemos trabajos importantes y exigentes que no nos permiten comer cuando lo necesitamos. Más bien, tenemos descansos en los momentos en los que realmente no los necesitamos. O estamos viajando mucho, lo que nos impide comer nuestras comidas cuando sea necesario. El ayuno, sin embargo, proporciona una gran cantidad de flexibilidad. Debido a que tiene una ventana de tiempo corto, puede elegir cuándo comer. Esto le dará la oportunidad de comer cuando más le convenga.

Para mí personalmente, se hace muy difícil planificar mis comidas y mantenerme al día de mi horario de comidas cuando estoy viajando o trabajando. El ayuno me permite ir sin comer durante mucho tiempo y simplemente comer cuando más me convenga.

5: Beneficios para la salud

Los estudios muestran que el ayuno intermitente tiene muchos beneficios para la salud. Las personas que tienen sobrepeso o sufren de enfermedades como la diabetes pueden beneficiarse al máximo del ayuno intermitente.

Las personas con sobrepeso o las personas con diabetes tipo 2 perderán más peso y mejorarán su salud cardíaca cuando ayunan ocasionalmente. Incluso si no reducen las calorías en la toma (sino que permanecen en modo de mantenimiento), verán resultados. Pero, por supuesto, si quieres maximizar tus resultados, asegúrate de tener un pequeño déficit de calorías y comer alimentos saludables.

Otros beneficios para la salud son:

- Limitar la inflamación
- Reducción de la presión arterial

- Mejorar la función pancreática
- Protege contra las enfermedades cardiovasculares
- Reducir los niveles totales de colesterol y LDL
- Mejora la sensibilidad a la insulina

Mientras que el ayuno intermitente en sí es saludable para las personas diabéticas, puede ser perjudicial debido al hecho de que usted se está privando de nutrientes en ciertos momentos del día. Así que de nuevo, el ayuno intermitente es saludable para usted si usted es diabético, pero asegúrese de consultar a su médico primero!

6: Pérdida rápida de peso

Como se indicó anteriormente, normalmente recibirás energía de los carbohidratos que consumes. Esto evitará que queme sin la grasa que tiene almacenada en su cuerpo. Sin embargo, cuando estás ayunando, estás forzando a tu cuerpo a usar la grasa que has almacenado para obtener energía. Esto por sí mismo conducirá a la pérdida de grasa instantánea y rápida, lo que significa que no sólo se verá mejor, pero en realidad será más saludable también.

Además, debido a que usted está ayunando durante 1 o 2 días cada semana, usted está automáticamente cortando muchas calorías (1000-4500 calorías a la semana). Esto resultará en una pérdida de peso masiva y rápida, lo que le permite perder aproximadamente 0.5-1 libras a la semana! Usted será capaz de mantener su músculo y perder la grasa, lo que resulta en increíbles transformaciones del cuerpo.

7: Mejora la salud del cerebro

El ayuno intermitente también tiene muchos beneficios para el cerebro. Mejora el funcionamiento de la memoria y acelera el aprendizaje. También aumenta su BDNF (Factor Neurotrópico Derivado del Cerebro), que a su vez construye los tejidos cerebrales. Esto te hará más inteligente y te ayudará a ganar músculos más fuertes.

Algunos otros beneficios son:

Previene la depresión

Los investigadores han demostrado que tener bajo BDNF está relacionado con la depresión. Bueno contra la enfermedad de Alzheimer Investigación se llevó a cabo con 2 ratones con la enfermedad de Alzheimer. Uno era el ayuno intermitente y el otro ratón seguía la dieta estándar (ambos estaban consumiendo la misma cantidad de calorías).

Fueron puestos en un laberinto de agua Morris, y el ratón que era Ayuno Intermitente encontró su camino mucho más rápido que el otro.

Aumenta la producción de cetona

El ayuno intermitente estimula activamente la producción de cetonas. Las cetonas son ácidos que son hechos por el cuerpo para ayudar a utilizar la grasa como una fuente de energía en lugar de usar carbohidratos como una fuente de energía.

Eficaz contra el trauma cerebral

El ayuno reduce la disfunción mitocondrial, el estrés oxidativo y el deterioro cognitivo que generalmente resultan de traumatismos cerebrales.

Previene la enfermedad de Huntington

Esta enfermedad agotará sus niveles de BDNF, pero las investigaciones mostraron que las ratas en ayunas con la enfermedad de Huntington mantuvieron sus niveles de BDNF estables.

Desintoxicación

Está destinado a limpiar el sistema humano de toxinas que se acumulan durante la rápida comida rápida y comidas pesadas.

Capítulo 5: ¿Funciona realmente el ayuno intermitente?

El ayuno intermitente está destinado a permitir que su cuerpo tenga suficiente hambre para consumir de la energía almacenada sin estar en inanición. El modo de hambre es cuando tu cuerpo ha carecido de calorías durante tanto tiempo que cuando comes en lugar de usar la energía el cuerpo la almacenará inmediatamente en reservas por si ocurre otra inanición. Esta es la razón por la que la moda de la "dieta yo-yo" fue tan infructuosa : la gente se puso en hambre y en realidad aumentaría de peso una vez que comenzaron a comer de nuevo. Esta es también la razón por la que es importante tener un horario de ayuno adecuado ya que desea evitar el modo de inanición.

Investigación sobre la pérdida de peso ha existido desde la década de 1920. Los estudios que implican ayuno han mostrado los mismos resultados con todo, desde moscas de la fruta hasta monos. El ayuno afecta realmente lo que pierdes. La mayoría de las dietas harán que pierdas grasa, agua e incluso un poco de músculo, pero se ha demostrado que el ayuno intermitente realmente concentra tu pérdida de peso solo en grasa. Esto lo hace eligiendo dónde está la mejor fuente de energía durante su estado de ayuno. Normalmente su cuerpo elegiría glucosa en el torrente sanguíneo o glucógeno almacenado temporalmente en el hígado ya que son más fáciles de procesar.

Cuando ayunas estos se vuelven indisponibles que obliga al cuerpo a elegir la única otra energía almacenada disponible – grasa. Esto es especialmente cierto con el ejercicio. Si usted ha tratado de beber batidos de proteínas antes de un entrenamiento y no ha notado ninguna mejora esto es porque su cuerpo está eligiendo consumir el batido en lugar de cualquier exceso de grasa corporal que tiene. Hacer ejercicio en un estado de ayuno obliga al cuerpo a consumir grasa para mantener sus niveles de energía.

Cuando ayunas, además de hacer que tu cuerpo queme grasa también aumentas tu sensibilidad a la insulina. Cuando pensamos en insulina la mayoría de la gente piensa en ella como algo que los diabéticos necesitan, la razón por la que lo necesitan es porque su cuerpo no están produciendo lo suficiente. La insulina regula la cantidad de glucosa en la sangre y aquellos que tienen sobrepeso a menudo encuentran que sus niveles no son correctos porque el cuerpo produce mucho. Al ayunar podemos aumentar la sensibilidad ya que su cuerpo está siendo privado de la glucosa fácilmente disponible que tendría de comer con demasiada frecuencia.

Esta es una herramienta muy importante ya que con la desensibilización su cuerpo puede optar por almacenar más del glucógeno que está haciendo en lugar de quemarlo haciendo que su nivel de glucosa en sangre fluctúe de maneras que no debería. A medida que el problema de la obesidad crece en todo el mundo, la cantidad de investigación sobre el fenómeno dietético también crece. El ayuno tiene su propia plétora de ciencia detrás de por qué realmente funciona. Entonces, ¿qué pasa en un día en el que no ayunas?

La ingesta regular de alimentos permite al cuerpo seguir usando la glucosa en el torrente sanguíneo, ya que es fuente de energía. La sensibilidad a la insulina será normal (o en algunos casos insensibilidad). Las reservas de glucógeno fácilmente procesables estarán llenas, lo que significa que cualquier energía adicional que el cuerpo reciba entrará en almacenamiento como grasa. No importa si usted come 20 calorías o 200 sobre su cantidad necesaria, cualquier exceso se convierte en grasa y su cuerpo no tiene necesidad de consumir cualquier energía almacenada.

El ayuno se puede ver como un método de entrenamiento, estás entrenando a tu cuerpo para ser más eficiente en cómo consume la nutrición que le das. Las razones fisiológicas por sí solas son lo suficientemente buenas, pero ¿qué pasa con los beneficios que también provienen de perder peso? Aquellos que pesan menos disfrutan de un riesgo mucho menor para una variedad de diferentes problemas de salud, también son vistos como socialmente superiores (algo controvertido pero por desgracia cierto) y los beneficios emocionales de haber perdido exceso de peso también pueden conducir a un Vida. Pérdida de peso también puede conducir a la mejora en otras áreas – las personas más pesadas encuentran que tienen malas rodillas o problemas de espalda de la tensión de llevar peso extra.

Las ventajas del ayuno que podrían declararse anteriormente son las típicas. El hecho en esto es parte de los beneficios que se mencionan anteriormente es siempre que cada individuo que tiene ventajas de ayunar es el resultado de la creencia de que todo el mundo es exclusivo. Y absolutamente, cada individuo que va a ayunar obtendrá el asunto que desea ser!

El ayuno intermitente ha crecido hasta convertirse en una sensación en este momento. Usted puede encontrar fueron informes recientes que mostraron que con alguien que lo ha probado, cayeron unas cuantas libras, y aumentaron la cantidad de su propia salud. Simplemente para presentarte una percepción, el ayuno intermitente es un estilo de comer en el que es probable que alternativas tus intervalos de ayuno, a menudo solo teniendo agua, así como en la mano opuesta, el no ayuno es simplemente comer exactamente lo que eliges que no importa cómo sean los alimentos grasos.

Sencillamente, una persona puede comer todo tipo de cosas que quiera a lo largo de un período de 24 horas y ayunar durante las siguientes 24 horas. Esta técnica para el control de peso se basa en la investigación junto con las prácticas éticas en todo el mundo. Cuando la persona va a presentar un ayuno intermitente, entonces sin duda obtendrá lo que podría estar deseando.

Es probable que observe que hay numerosos tipos de ayunos intermitentes. Usted puede encontrar que ahora tenemos 2 tipos de ayuno intermitente estos son los comúnmente utilizados, así como el más fácil. En primer lugar podría ser el ayuno diario en el que la persona sólo crece para tomar una vez aproximadamente cada 20-28 horas dentro de un período de 4 horas. La segunda razón es el ayuno de 1-3 veces por semana, también conocido como ayuno de día diferente, cuando un hombre o una mujer come cualquier cosa que desee en un solo día junto con el ayuno todo el día siguiente.

El ayuno intermitente tiene muchos efectos beneficiosos como se prueba en la vida silvestre como los animales y también los primates. Un informe descubre que un hombre que hace el ayuno está a punto de disminuir los niveles de insulina que está teniendo y estará a punto de mejorar la resistencia de las neuronas dentro del cerebro. En 2008, se elaboró una encuesta sobre el ayuno intermitente, además de establecer que la vida útil de un individuo mejora del 40,4% y del 56,6% en C. El público que hace los diversos días de ayuno ha indicado que tienden a renunciar a más peso en comparación con aquellos que están recibiendo la dieta normal. Junto con el estudio de 2009 mostró que el ayuno intermitente alrededor de las ratas mejoró la supervivencia de las ratas después de tener una insuficiencia cardíaca continua a través de pro-angiogénicos y luego estas personas tienen una larga vida útil también.

El estudio sólo hay precaución es generalmente que hay pocos estudios que se han completado a las personas que hacen ayunos intermitentes. Los resultados con la frecuencia superior dentro de la composición del cuerpo y los entrenamientos son interesantes y aún no se ha explorado en su comunidad de investigación. Sin embargo, hay muchos resultados positivos. El mes pasado, un estudio que había sido realizado por la Academia Nacional de Ciencias publicó un libro que asegura que la reducción de calorías 30% por día planea aumentar el rendimiento de la memoria de los ancianos. En el último año 2007, la revista Free Radical Biology & Medicine indica al público el hecho de que aquellos que están teniendo que lidiar con el asma bronquial que más rápido tenían muchos menos síntomas y además reducen los marcadores en la sangre que están en comparación con el primero.

Capítulo 6: Nutrición y capacitación

Una parte importante del ayuno intermitente es comer. Sí, eso suena auto explicativo, ¿no? Déjame explicarte. Comer es muy importante en nuestro día a día y debemos considerar lo que consumimos con mucho cuidado. Con el ayuno intermitente, puedes consumir alimentos más altos en calorías como esa hamburguesa de seis dólares de Carl's Jr o esa pasta de Olive Garden sin preocuparte demasiado por la ganancia excesiva de grasa, pero tienes que asegurarte de que tu cuerpo reciba sus nutrientes adecuados.

A pesar de que usted está usando el ayuno intermitente para algunas dietas flexibles, alimentos con menos calorías con un perfil de nutrición alto le ayudarán a sentirse lleno por más tiempo. ¡Es esa fibra la que te llena el estómago! Y bueno, la fibra también hace que tu sistema se mueva, si sabes a lo que me refiero. Si estás practicando la Dieta de Día Alternativo o la Dieta 5:2, encontrarás que si consumes una hamburguesa para tus 500 calorías, te mueres de hambre antes de dormir. Sí, esa hamburguesa puede saber muy bien, pero no te llenará el estómago lo suficiente. Además, ¡no podrás comer las papas fritas!

¿Cómo puedes conseguir una hamburguesa sin papas fritas? En los días en que necesite consumir alrededor de 500 calorías, lo mejor es consumir 500 calorías en verduras porque llenará su estómago y se sentirá satisfecho. No sé tú, pero la mayoría de las veces, si como una pequeña comida antes de acostarme, no podré dormir. ¡Necesito comer para dormir! Suena gracioso, pero es cierto! Como mencioné en la sección anterior, todavía puedes perder peso cuando consumes alimentos "malos", pero lo importante es que comas menos calorías de las que tu cuerpo quema en un día. No dejes que los alimentos consuman tus pensamientos. Si quieres comer fuera, hazlo, pero también toma nota de que debes tomar decisiones saludables o comer alimentos saludables el resto del día.

Comer comida chatarra todo el día puede sonar atractivo, pero el azúcar y la sal definitivamente te harán zumbar más que si hubieras estado bebiendo. Hablando de beber, trata de evitar beber tus calorías. ¡Esos pasan rápido y los extrañarás cuando lo estén! Claro, puedes tener un Starbucks Frappuccino, pero ¿has visto cuántas calorías hay en una? ¿O cuánto azúcar hay en él? Mi bebida favorita, el crujiente de cinta de caramelo Frappuccino, en un tamaño Venti sin crema batida puede ser más de 60 gramos de azúcar. En serio, ¡cuidado!

También, es muy importante recordar que mientras que el alcohol puede ser grande, puede tener algunos efectos secundarios negativos. El alcohol es una bebida calórica vacía, lo que significa que no ayuda a que su cuerpo funcione en absoluto. ¡Sólo estás bebiendo calorías! ¡Ni siquiera se convierte en energía utilizable para que tu cuerpo la use! Otra nota importante a tener en cuenta es que el alcohol come músculo. ¿Qué significa eso exactamente? Si bebes alcohol, puede comer el músculo y hacer que realmente pierdas músculo. ¿No es triste? Pones todo ese trabajo en ganar algún tipo de masa muscular, no lo arruines bajando tu peso corporal en alcohol, ¿de acuerdo? Eso no es un movimiento inteligente, especialmente porque el alcohol tiene calorías. ¡No sólo queman como calorías vacías!

Aquí hay un consejo especial: Si vas a hacer ejercicio por la mañana o mientras ayunas, consume una taza de café o cafeína. Una taza de café antes de cualquier rutina de ejercicio aumentará tu metabolismo y hará que te quemes más cuando entrenas.

Además, te da ese impulso de energía que necesitas para seguir trabajando duro. ¿No es un gran consejo? Mi bebida favorita de Starbucks es del menú secreto llamado "La viuda negra" (no debe confundirse con el comensal competitivo) que es simplemente té negro helado y café negro helado. Te dará una gran patada y suprimirá cualquier apetito que puedas tener hasta que termines de ayunar. ¡De nada! Las personas que se dedican a su condición física o a las personas que quieren bajar de peso pueden querer incluir el entrenamiento físico en sus horarios diarios.

Un aspecto del entrenamiento físico implica entrenamiento con pesas, que es esencial para construir un metabolismo más rápido porque mientras el cuerpo está en reposo, se quemará más si el cuerpo contiene más músculo. Eso significa que usted es capaz de comer más para mantener su peso corporal! ¿Quién no quiere eso? Si levantas pesas que son lo suficientemente pesadas como para crear alguna dificultad para ti, puedes construir más músculo e incluso hacer que tu corazón bombee. ¡Una frecuencia cardíaca elevada significa que estás ardiendo más!

Aquí hay un pequeño consejo para usted, sólo porque me importa: No se olvide del día de las piernas! En primer lugar, los músculos de las piernas se encuentran entre los más grandes del cuerpo. ¿Conoces ese músculo que te gustaba decir de niño? ¡Sí, el glúteo Máximo! El glúteo Maximus es el músculo más grande del cuerpo. Si no lo trabajas, te estás perdiendo el entrenamiento de uno de los músculos principales y estás limitando severamente tu potencial metabólico!

No te adormezco sin olvidar un músculo tan grande. En segundo lugar, ¿alguna vez has visto a esos tipos en el gimnasio que entrenan su parte superior del cuerpo casi todos los días pero se ven un poco fuera de lugar? Sí, bueno, olvidaron el día de las piernas. Por lo general, tienen patas delgadas que hacen que sus cuerpos estén tan desequilibrados. Tengo un amigo que sólo trabaja los músculos que ve tan típicamente sus piernas y ciertas partes de su parte superior del cuerpo son más pequeñas.

No seas ese tipo. No se olvide de entrenar uniformemente sus músculos! ¡El equilibrio es la clave! Se hace mucho más difícil de arreglar que una vez que se ha desarrollado mucho en un área, pero están subdesarrollados en otra. Realizar cardio también es esencial para bajar de peso. Puede crear un gran déficit calórico si pones el esfuerzo en ello, pero también es muy bueno para tu corazón. La salud del corazón se puede mantener mediante cardio adecuado. Si bien no estoy de acuerdo en que usted debe utilizar cardio para su pérdida de peso porque un número de personas de disgusto personas se han asociado con cardio que sólo conducirá a más disgusto para cardio en el futuro, creo que la aptitud cardiovascular en el mantenimiento de la salud adecuada así que incluso si su objetivo no es perder peso, creo que es importante seguir realizando cardio, pero en cantidades moderadas.

No te hagas odiar el cardio forzándote a través de largos episodios de entrenamientos cardiovasculares, que conozco muy bien. Los estudios han ido y vuelta sobre muchos aspectos de la aptitud física y la pérdida de peso, pero si desea optimizar su pérdida de grasa, realizar su cardio después de su entrenamiento de peso. Si realizas tu entrenamiento con pesas después de tus entrenamientos cardiovasculares, es posible que hayas gastado la mayor parte de tu energía para que no puedas rendir correctamente tan bien como podrías haber tenido. Aunque es importante calentar los músculos, no los canses con un entrenamiento cardiovascular largo.

Además de optimizar tus entrenamientos, si realizas tus entrenamientos cardiovasculares después de tus entrenamientos de levantamiento de pesas, se ha demostrado que tu cuerpo quema más grasa que si fueras a invertir el orden de tu entrenamiento, así que si la idea no te activa al principio , al menos usted puede esperar para quemar más grasa con esta rutina de entrenamiento!

Piense en eso como un truco de la vida de entrenamiento secreto! ¡De nada! Por supuesto, su cuerpo requiere una cierta cantidad de calorías para operar correctamente. Si usted está en un déficit calórico constante durante el entrenamiento con pesas, todo lo que puede intentar hacer es mantener la cantidad de músculo que tiene. Usted no va a ganar ningún músculo a través de un déficit calórico, por lo que si usted está tratando de perder peso, usted encontrará al final de su período de pérdida de peso, su cuerpo aumentará de peso en la misma cantidad de calorías que estaba consumiendo antes cuando usted estaba manteniendo su peso.

Es un hecho muy triste de la dieta. Una nota importante a tomar es que usted no debe estar entrenando extrañamente cuando se ayuna. Eso no quiere decir que no puedas resolver cuando estás ayunando. Los estudios han ido y viniendo con respecto a la pérdida de grasa con entrenamientos en ayunas. Como dije antes, lo único que importa es si las calorías que gastas son más que las calorías que ingieres. Si su cuerpo no funciona bien hambriento, no haga ejercicio en ayunas! Funciona para algunos, pero no para todos. Sin embargo, si entrenas ayunas, debes asegurarte de comer una comida adecuada en algún momento después de entrenar.

Asegúrate de que tu comida esté equilibrada para que tengas reparación de proteínas o músculos y carbohidratos para obtener energía. Si bien realmente no creo que sus músculos pueden llegar a ser "catabólicos", es importante comer para restaurar su energía. Odio cuando me siento completamente fatigado el resto del día después de hacer ejercicio! Antes dije que entreno temprano por la mañana antes del trabajo, pero sigo ayunando después. No he notado una gran cantidad de pérdida muscular en absoluto a menos que mi ingesta disminuye drásticamente. Prefiero hacer ejercicio por las mañanas porque el gimnasio está menos lleno de gente, puedo simplemente sacar mi entrenamiento del camino y seguir con mi vida. Además, las estadísticas muestran que si programas tus entrenamientos por la mañana, lo más probable es que los realices en comparación con si tus entrenamientos son por las noches, lo cual, a través de la experiencia, puedo dar fe.

De todos modos, ayuno hasta más tarde en el día para evitar que coma atracones. El entrenamiento ayunado también hace que mis sesiones de cardio sean más fáciles ya que no hay nada que me entorpezca o me haga sentir letárgico. Esto fue principalmente a través de prueba y error, pero así es como responde mi cuerpo. Como he expresado a menudo a lo largo de este libro, usted debe hacer lo que funciona mejor para su cuerpo! ¡Todos nuestros cuerpos no funcionan ni reaccionan igual! Con eso en mente, debes adaptar tus entrenamientos de acuerdo a cómo reacciona tu cuerpo. Algunas personas desarrollan ciertas partes del cuerpo mucho más rápido.

Para mí, mis pantorrillas se desarrollan bastante rápido, lo que puedo decir por el inmenso dolor en mis espinillas cuando corro. Los glúteos de algunas personas pueden crecer más rápido, pero algunas personas pueden no crecer músculo fácilmente en absoluto.

Esto no sólo se aplica a los músculos. Algunos cuerpos simplemente queman grasa más rápido y no ganan nada fácilmente, mientras que otros ganan grasa rápidamente y ni siquiera pueden obtener la grasa. No es justo, ¿verdad? Sólo tienes que averiguar qué tipo de cuerpo tienes y averiguar qué tipos de entrenamientos funcionan mejor para ti. Puede que no todos seamos dotados genéticamente, ¡pero eso no significa que no podamos hacer nada al respecto!

Capítulo 7: Tipos de ayuno intermitente

El ayuno intermitente puede tomar varias formas. La persona que diseña el método generalmente determina la diferencia. Sin embargo, el factor de ayuno y comer será la constante. Todos los métodos tienen sus recompensas, por lo que realmente no importa, qué método adoptas. Por lo tanto, ve por aquel con el que te sientas más cómodo y que sientas que puedes lograr.

La probabilidad de que te adhieras a las reglas es mayor si eliges una con la que te sientas cómodo. Para los principiantes, se recomienda que usted vaya por una ventana de ayuno más corta y una ventana de alimentación más larga. Su cuerpo puede tomar entre dos a cuatro semanas para adaptarse completamente al nuevo sistema de alimentación y este es el punto donde usted tiene que ser fuerte para resistir las tentaciones y evitar todos esos antojos.

La mayoría de las personas ya están acostumbradas a comer cuando les convenga, por lo que participar en IF puede ser muy estresante, especialmente en el período de inicio. Su apetito disminuirá naturalmente una vez que su cuerpo se adapte al nuevo sistema de alimentación. También te sentirás mucho más delgado, enérgico y alerta a medida que vayas más allá. Estas son algunas de las técnicas DE:

Método de ayuno Número 1

Martin Berkhan diseñó el primero. Su método es bastante fácil de mantener y muy popular. La regla de su técnica es que las mujeres y los hombres tendrán 10 y 8 horas comiendo ventana respectivamente, dejándolos así con 14 y 16 horas de ventana de ayuno. Los resultados positivos pueden verse obstaculizados por ventanas de alimentación inconsistentes, por lo que es vital mantener las ventanas.

Martin es de la opinión de que las comidas deben ser consumidas alrededor de los períodos de entrenamiento. Por ejemplo, si se supone que las 7 p. m. es el final de su ventana de alimentación, las 5:30 p.m. debe ser un buen momento para el entrenamiento y las comidas. O podrías terminar tus ventanas de ayuno con entrenamientos de esa manera, podrás consumir los nutrientes necesarios para reponer los perdidos justo después de tu entrenamiento.

Método de ayuno Número 2

La siguiente técnica es la dieta guerrera de Ori Hofmekeler. Este método podría considerarse más difícil. En esta técnica, sólo se le permite comer una vez al día, que es por la noche. Se espera que ayunar durante 20 horas al día. Presumiblemente, nuestros ancestros sobrevivieron haciendo esto.

Aunque es imposible saber con certeza si nuestros antepasados hicieron esto o no, este método sigue siendo muy eficaz. Las personas que se han dedicado a este método han registrado importantes diferencias positivas. Este método podría no ser el mejor para empezar; sin embargo, el método del Marin sería mejor para principiantes y después de un tiempo, puede reducir su ventana de alimentación hasta que le queden sólo 4 horas.

Usted debe entender que este método no permite pequeños entre comidas y como tal, no se sumerja en el extremo profundo de la piscina sólo para luchar por mantenerse al día con las 4 horas de la ventana de comer. Hay ciertas reglas de guía sobre lo que puedes y no puedes comer. Este es uno de los métodos más estrictos de ayuno intermitente y como tal, tendrá que mantener las opciones de alimentos aprobados, este método es muy difícil y como tal no se recomienda tanto como los otros.

Método de ayuno Número 3

El tercero es el método diseñado por Brad Pilo y se conoce como el método Eat Stop Eat. Este programa es un bestseller en Internet. Este método básicamente pide que se haga un ayuno completo de 24 horas 2 o 3 veces en una semana. Durante el período en el que no estás ayunando, se te permite comer lo que quieras. Haciendo esto, usted consumirá menos calorías y perderá peso como resultado de esto. Todavía puede comer sus alimentos favoritos; sin embargo, debe ser en un día que usted no está ayunando.

Para aquellos que no quieren dejar ir sus comidas favoritas, este es un gran alivio. A pesar de ello, puede ser muy difícil pasar 24 horas sin comida. Como se indicó anteriormente, el método de Martin es muy bueno para los principiantes desde donde se puede trabajar su camino hacia arriba.

¿Cómo se decide entre estos métodos?

El hecho de que un método funcione para alguien a tu alrededor no significa que funcione para ti. Adapta tu ayuno para que se adapte a ti mismo y mientras haces esto, debes tener en cuenta tus requisitos de trabajo, patrones de sueño, hábitos alimenticios, etc.

Siempre es mejor permitir que sus horas de sueño caigan dentro de su ventana de ayuno y puede esperar hasta seis horas después de despertarse para comenzar su ventana de alimentación. Eso es si te parece el método de Martin. Algunos otros compromisos sociales pueden hacer que el IF sea realmente difícil de mantener.

Te guste o no, tu vida social se verá afectada por tu ayuno. Aquí, usted necesita ser inteligente para que funcione para usted. Por ejemplo, Hugh Jackman estuvo en IF mientras practicaba para la película – Wolverine. A pesar de los rigores de dicho calendario, se apegó a su programa IF.

A menudo se siente como una tortura y algunas personas se dan por dados por ti y simplemente toman algo de comer. Esto puede llevar a un sentimiento de culpa o puede dejarte sintiendo que fallaste. Han fracasado porque sus objetivos no eran realistas. Establecer metas razonables y marcar el éxito medible es vital para lograr el éxito.

Capítulo 8: Plan de ayuno intermitente

El hecho de que varias personas tengan diferentes necesidades hace que sea extremadamente difícil darle un plan IF. Sin embargo, puede utilizar las siguientes guías para planificar el programa.

Conozca sus metas.

Usted debe ser consciente de su número de calorías y cuántas calorías debe consumir con el fin de mantener el déficit calórico de alrededor de 500 por día, es decir, si desea adoptar el plan IF. Usted debe mantener un excedente calórico si desea construir su cuerpo; sin embargo, todas las calorías necesarias deben ser consumidas durante la ventana de alimentación. Es más difícil consumir muchas calorías debido al marco de tiempo por el que tienes que consumir los alimentos, pero si eres capaz de consumir una gran cantidad de calorías no es probable que ganes grasa, si estás en el programa de ayuno intermitente.

Puedes seguir comiendo lo que estás comiendo en este momento si estás de acuerdo con tu nivel de peso, solo asegúrate de que tus comidas se consumen durante la ventana de alimentación. En otras palabras, si desea mantener su peso actual pero se vuelve más saludable, mantenga la misma ingesta de calorías que actualmente tiene pero adopta el horario intermitente. Si desea bajar de peso adopte el programa de ayuno intermitente y reduzca su entrada calórica actual en 500 calorías. Y si quieres ganar músculo, asegúrate de que mientras haces ejercicio mantienes el programa de ayuno intermitente y aumenta tu ingesta de calorías en 500 calorías al día.

Conozca su horario

El tiempo es el foco principal del ayuno intermitente y no particularmente de lo que comes. Para que usted haga efectivamente el plan IF, su período de alimentación y tiempo de corte deben cumplirse estrictamente. Las ventanas de alimentación y ayuno generalmente controlan la vida de los involucrados en IF. Ellos constantemente tienen que comprobar su tiempo y planificar en consecuencia.

Una planificación adecuada puede ayudar a evitar todos estos inconvenientes. Considere sus preferencias y horario: ¿Cuándo se levanta de la cama? ¿Cuándo es la hora del almuerzo en tu oficina? ¿Prefieres ayunar antes de dormir por la noche o después de la noche después de la noche de sueño? Puedes diseñar tu ventana de alimentación para que comience 6 horas después de despertarte si prefieres acostarte con el estómago lleno. ¿Qué pasa cuando tienes hambre en el trabajo? ¿Tendrás la oportunidad de tomarte un descanso y comer cuando comience la ventana de alimentación? Debe tener en cuenta todo esto antes de establecer su plan IF.

¿Cuántas comidas comerás?

Lo que quieras, infórmelo en tu plan. Algunos prefieren tener una o dos comidas grandes durante su ventana de alimentación, mientras que otros pueden preferir comer pequeñas comidas a través de la ventana de comedor. ¿Cuándo estás haciendo ejercicio?

Se recomienda un programa regular de ejercicios. Sin embargo, debe tener esto en cuenta en su plan. ¿Quieres entrenar con el estómago lleno o con uno vacío? Por lo general, es mejor tener su comida después de los entrenamientos porque de esta manera, el cuerpo puede recuperar la energía perdida y el combustible necesario para el metabolismo se puede obtener de las comidas.

Capítulo 9: Métodos de ayuno intermitente

Generalmente se acepta que hay 5 métodos que se pueden utilizar para el ayuno eficaz. Estos han sido elaborados por gurús de la dieta o por científicos y se cree que son eficaces por sus propias razones. Como todo el mundo es diferente puede ser que encuentre un método más atractivo que otro o que un método funcione mejor para usted. Puesto que individualmente es difícil saber cuál es lo que será algo que usted puede tener que probar por sí mismo antes de obtener resultados.

Método 1: Leangains

Este método está destinado a aquellos que pasan mucho tiempo en el gimnasio, se centra en la pérdida de grasa y la construcción de músculo y fue creado por Martain Berkhan. Si usted no está tratando de ganar músculo esto podría ser un problema porque muchos que quieren perder peso no quieren volverse musculosos.

El programa aboga por ayunar durante 14-16 horas al día, aunque durante este tiempo se le permite el café negro, goma de mascar sin azúcar, refresco sin calorías y agua. Esencialmente usted se está permitiendo cantidades muy pequeñas de calorías la FDA considera cualquier producto que tiene menos de 5 calorías una porción como libre de calorías ya que su cuerpo necesita consumir más que eso para procesar los alimentos. La mayoría de las personas encuentran la manera más fácil de seguir esto es simplemente demasiado rápido a través de la noche y la mañana, aunque todavía son capaces de tomar su café de la mañana como de costumbre.

Durante las 6-8 horas restantes, los participantes pueden "alimentarse" y esto cambiará dependiendo de los días que haga ejercicio. En los días en los que entres en el lugar tendrás que consumir un nivel más alto de carbohidratos mientras que en los días de descanso necesitarás un mayor nivel de grasas. Su consumo de proteínas debe permanecer constante y alto – el nivel esperado es de aproximadamente 20g/día. Si no eres nutricionista es fácil ver dónde una aplicación como Calorie Counter podría ser esencial hasta que te des cuenta de las cosas. Los alimentos que consume también deben ser enteros y sin procesar tanto como sea posible, aunque esto es una comprensión básica de cualquier dieta saludable.

Hay algunos pros y contras a este método. En primer lugar, si usted no tiene tiempo para una comida el programa le permite tener una proteína o batido nutricional en su lugar, aunque esto no está destinado a ser una característica regular ya que puede empujar su cuerpo demasiado lejos por tener muy pocas calorías.

Otro beneficio es que no hay un tiempo de comida establecido dentro del horario de alimentación que puede comer todo el lapso de 6-8 horas dentro de la razón, aunque muchos todavía programan 2-3 comidas dentro de ese tiempo.

Aunque hasta ahora se podría pensar que este es un programa fácil el énfasis con ganancias magras es lo que se come. Las pautas dentro de lo que puedes comer son bastante estrictas y tendrás que repasarlas en profundidad para asegurarte de que todos tus alimentos estén dentro de ese parámetro.

Tiempo de Windows

Depende de usted elegir cuándo tiene lugar su ventana de tiempo, pero se recomienda cronometrar inteligente y mantenerse coherente con su ventana de tiempo. Es importante mantenerlo sostenible, por lo que necesita establecer la ventana de tiempo en los momentos que le conviene bien. Por ejemplo, si usted es alguien que va al gimnasio cada mañana, no será muy inteligente para llenarse a sí mismo justo antes de ir.

O si usted es alguien que tiene un trabajo de 9-5, no recomendaría tomar todas sus calorías mientras usted está trabajando, ya que esto puede evitar que se mantenga enfocado en su trabajo. Además, somos criaturas de hábito, así que usa esto a tu favor.

Decidir de antemano en qué momento su ventana de tiempo comenzará cada día, y mantenerse coherente con esa ventana de tiempo! Apegarse al programa será más difícil cuando no seas consistente, debido al hecho de que estás rompiendo repetidamente el hábito y porque no te estás dando la oportunidad de formar el hábito en primer lugar.

Tipos de alimentos

El tipo de alimentos que comas depende de tus objetivos, grasa corporal, edad y sexo. Generalmente, usted debe comer una gran cantidad de proteína, incluso en los días que no son de entrenamiento. Sin embargo, no consuma demasiado, ya que esto podría conducir a toxicidad proteica. Es importante comer más carbohidratos que grasas en los días de entrenamiento, pero reducir el consumo general de carbohidratos cuando usted está tratando de perder grasa corporal. Independientemente de sus objetivos, usted debe comer alimentos enteros y sin procesar la mayoría de las veces. Ocasionalmente puedes tener días de trucos, pero hazlo con moderación.

Beneficios de Leangains

- Ahorra dinero

Cuando se salta ciertas comidas para el desayuno y el almuerzo, esto le proporcionará una buena oportunidad para ahorrar dinero. Muchas personas subestiman la cantidad de dinero que gastan en el desayuno y el almuerzo todos los días.

- Sin contar calorías

Cuando eliges comer en una ventana de poco tiempo o comer todas tus calorías en una o dos comidas, será extremadamente difícil consumir demasiadas calorías (si no estás comiendo comida chatarra). Por lo tanto, usted se ahorrará el problema de microadministrar su ingesta de calorías cada vez.

- Quema grasa

Cuando usted está siguiendo la dieta Leangains, usted comerá automáticamente menos carbohidratos de lo normal. Esto resultará en la quema de una gran cantidad de grasa corporal. Tu cuerpo se adaptará al hecho de que no estás comiendo muchos carbohidratos y queque la grasa que tengas para recibir energía.

Contras de Leangains

Leangains proporciona mucha flexibilidad cuando se trata de cuando se come, pero es muy estricto en el tipo de alimentos que se pueden comer. La mayoría de las veces esto no será un problema para los adictos al gimnasio activo, porque los más comprometidos son disciplinados cuando se trata de nutrición.

Método 2: La Dieta Guerrero

Esta dieta es ideal para aquellos que les gusta superar y dedicar a sus objetivos. El lenguaje de la dieta es muy simple y el proceso aún más simple. Esto es ideal para aquellos que están muy ocupados o que no quieren gastar ningún tiempo o esfuerzo ajustando su vida a una dieta. Esta dieta no tiene períodos de alimentación, o restricciones y está más orientada a aquellos que se sienten cómodos comiendo. De hecho, el problema con la Dieta Guerrero es que muchas personas pueden encontrarse en el hambre, ya que es demasiado extrema para aquellos que no están en el rango promedio.

El programa implica un ayuno de 20 días y luego un período de 4 horas en el que comer una sola comida grande. Sin embargo, durante los 20 días de ayuno se le permiten unas porciones de verduras crudas, jugo fresco, y proteína magra si se desea. De esta manera esto no es una dieta de ayuno tradicional como las otras porque no estás ayunando totalmente y puedes consumir alimentos durante el período de ayuno. La intención aquí es que el subcomer promueva el estado de alerta al afectar el Sistema Nervioso Simpático.

El período de sobrealimentación que sigue a esto maximiza la recuperación del ayuno sin hacer que el cuerpo entre en hambre ya que ha consumido calorías mínimas para mantener el metabolismo en marcha. El programa aboga por comer por la noche para hacer que el cuerpo produzca hormonas y queme grasa durante el día tanto como sea posible. Según Ori Hofmekler, quien creó la dieta, el orden en el que usted come alimentos durante sus grupos de alimentos es más importante que cualquier otra durante el período de cuatro horas. Aboga por comer verduras, seguido de proteínas, y luego grasas y sólo entonces si usted tiene hambre recurriendo a los carbohidratos.

Esta es, con mucho, una de las dietas de ayuno más populares, ya que todavía permite a los participantes comer durante el período de ayuno y no es un verdadero rápido. Muchos también han dicho que realmente se sienten más alerta y tienen más energía practicando este método. Parece que esta dieta tiene muchos más profesionales que los demás, pero una vez más se queda corto en que el período de alimentación es bastante estricto, especialmente el orden de comer. Además, también es fácil comer en exceso o al menos consumir demasiadas calorías ya que está comiendo durante el día y luego comer una comida más grande por la noche.

Si su BMR es bastante bajo, esto podría ser un desastre para usted, ya que podría comer suficientes calorías pastando durante el día que su cena "grande" no es necesaria. La programación estricta también puede causar problemas sociales ya que es posible que no pueda comer con otros o tenga que comer en un orden diferente. También va a ser difícil de seguir si no te gustan las comidas grandes o no te gusta comer mucho por la noche.

Beneficios de la Dieta Guerrero

• Comer bocadillos en las ventanas de ayuno

Uno de los principales beneficios de esta dieta es que ocasionalmente puedes comer en tu ventana de ayuno. Puede consumir frutas, verduras y jugo de fruta.

• Muy saludable

Otro beneficio de esta dieta es que usted está recibiendo todos los nutrientes que necesita sobre una base diaria. Contras de la dieta de guerrero Esta dieta puede ser muy difícil de sostener debido al hecho de que es muy estricta sobre cuándo y qué comer. No muchas personas pueden permitirse comer por la noche, y algunas personas encuentran muy difícil comer constantemente saludablemente.

Método 3: Comer y detener

Este método es bastante difícil para aquellos que comienzan a ayunar, especialmente si una de las razones que tiene para tener sobrepeso es el pastoreo. La fase de parada de este programa implica un ayuno de 24 horas, y aunque al principio se le permite aclimatarse a ella eventualmente se espera que vaya durante las 24 horas completas.

La idea detrás de esto es que estás restringiendo tu ingesta calórica semanal general sin tener que limitar lo que estás comiendo en el resto del tiempo. Este programa también aboga por el entrenamiento de resistencia como un ejercicio para maximizar los beneficios. De manera similar al programa Leangains todavía se le permiten bebidas sin calorías como soda dietética y café, aunque no goma de mascar. No hay un horario establecido aquí para que pueda cronometrar su ayuno como desee - si decide terminar su ayuno con una comida o un pequeño aperitivo no es importante siempre y cuando haya completado el período de 24 horas.

Aunque 24 horas puede parecer excesiva la flexibilidad de este programa puede hacer de este un programa más fácil para los principiantes ya que no tiene restricciones alimentarias. El creador, Brad Pilon, sugiere pasar el primer día ayunando todo el tiempo que puedas antes de comer y luego extender gradualmente ese tiempo cada semana hasta alcanzar tu meta. También sugiere comenzar el ayuno en un momento en que estás ocupado para que no note su falta de comer tanto. Aunque no hay requisitos dietéticos establecidos, todavía se espera que usted comerá saludable en sus días de no ayuno y las 24 horas simplemente está destinado como y impulso adicional para reducir sus calorías en los otros días.

La mayor estafa de este método es obviamente el tiempo extendido sin alimentos. La mayoría de las personas lucharán con dolores de cabeza, calambres estomacales, fatiga y ser desagradables simplemente debido al hambre. De hecho, muchas personas se enojan y se ponen malhumoradas cuando tienen hambre por lo que puede ser tentador atragantarse para deshacerse de esto, pero este período se trata de autocontrol. Si usted está nervioso acerca de lo bien que puede controlarse durante este período, entonces esta dieta puede ser demasiado difícil de seguir. En otras palabras, esto no está destinado al dietista casual, esto está más dirigido a aquellos que ya tienen un estilo de vida saludable pero necesitan un impulso adicional para llegar a sus objetivos de pérdida de peso.

Beneficios de Eat Stop Eat

• Déficit de calorías sin uso de fuerza de voluntad

Debido a que estás limitando la alimentación por sólo uno o dos días, no requerirá ninguna (o mucha) fuerza de voluntad. Cuando sepas que puedes comer lo que quieras después de soportar el ayuno de 24 horas, será mucho más fácil apegarte a él.

• Coma lo que quiera

También puedes comer lo que quieras, cuando quieras, así que esto ayudará a prevenir esos desagradables atracones. Lo único es que la moderación es la clave. Sólo debe consumir alimentos malos con moderación. Tener una o dos manos de papas fritas está totalmente bien, pero comer una bolsa de patatas fritas al día no lo es.

- Contras Eat Stop Eat

Puede ser difícil ser disciplinado en la dieta Eat Stop Eat, incluso cuando puedes comer lo que quieras. Algunas personas tienen dificultades para comer mala comida con moderación o atracones en los días que pueden comer. Si te encuentras luchando con la falta de autocontrol, entonces no te recomendaría este método.

Método 4: Alternando dias de dieta

Este es probablemente el plan más fácil de los cinco aquí y está diseñado para aquellos que tienen como objetivo alcanzar y mantener un objetivo específico. El programa aboga por comer muy poco un día seguido de una ingesta normal al día siguiente. Si usted está utilizando el día promedio de 2000 calorías como una guía esto significaría que su día de ayuno debe estar entre 400 Para 500 calorías. También hay una herramienta convenientemente disponible en línea del Dr. James Johnson que creó la dieta para calcular esto en función de sus necesidades.

El médico también aboga por los productos de reemplazo de comidas como batidos y barras en días bajos en calorías para maximizar su ingesta nutricional en esos. Estos productos también son más fáciles de racionar durante el día que tratar de calcular las cantidades de alimentos y necesidades y luego descomponerlos a la ración. La idea detrás de esto es que una vez que haya comenzado a obtener el agudeza del racionamiento usted mismo, puede comenzar a pasar a alimentos regulares en sus días de ayuno mientras todavía se mantiene en la cantidad guiada.

Como método este es el más bien soportado, probablemente porque ha sido formulado por un médico. Este programa le da la necesaria reducción de calorías del 30% mientras que le da alrededor de un 1-2% de pérdida de peso por semana (alrededor de 2 libras para la mayoría de las personas). Sin embargo, puede ser fácil "olvidar" que estás haciendo dieta en esos días alternos que podrían causar atracones y la dieta fracasar. El plan también aboga por la planificación de comidas para que no te encuentres en esta situación o te obliguen a comer comida rápida.

Una de las diferencias más notables con esta dieta es que no aboga por resultados rápidos, sino una tasa más sostenida con el tiempo, esto puede ser frustrante y muchos sentirán que no están obteniendo resultados o que la dieta no está funcionando.

Cada uno de estos métodos tiene pros y contras, y con cualquier método de pérdida de peso es posible que no vea resultados inmediatos por lo que es importante seguir con él. Si usted lucha con el momento de las comidas o no puede estirarse ayunar durante el tiempo que las dietas requieren también puede considerar programas como la Dieta Primal o la alimentación intuitiva. Comer CUANDO, por ejemplo, entrena a los dietistas para escuchar cuando su cuerpo les da señales sobre cuándo comer. Si usted es un pastor por naturaleza, aunque este es un camino fácil para comer en exceso y puede simplemente ser el momento de dominar su fuerza de voluntad y trabajar con un método de ayuno intermitente.

Beneficios de este método

• Pérdida rápida de peso

Debido al hecho de que usted está cortando una gran cantidad de calorías todos los días, verá resultados muy rápido. Muchas personas informan que pierden alrededor de 1-2 libras a la semana.

• Coma lo que prefiera

No hay ninguna restricción sobre qué comer, pero se recomienda comer alimentos enteros y sin procesar. Sin embargo, solo puedes comer la cantidad máxima de calorías que necesitas para mantener tu peso en los días de calorías normales.

• No requiere mucha fuerza de voluntad

Debido a que solo está reduciendo calorías durante 2-3 días a la semana, no usará demasiada fuerza de voluntad. Puede ser difícil al principio, pero es mejor comenzar la dieta muy pequeña. Comienza por reducir algunas calorías en los días bajos en calorías y gradualmente seguir aumentando esto.

Método 5: Método Rápido/Feast

Si usted es un fan de los días de trucos este podría ser el uno para usted, las otras dietas han abogado por la merienda o bebidas como trucos durante su período de ayuno, mientras que este realmente combina los tres y luego todavía le permite un día de trucos a la semana. El resto de la semana se divide utilizando diferentes métodos de ayuno. Al igual que con el programa EatStopEat, los creadores sugieren usar tu tiempo más ocupado como tu período de ayuno para que no te des cuenta de que estás ayunando tanto.

A diferencia de los otros planes, sin embargo, este también tiene un programa de entrenamiento complementario para que los participantes maximicen los resultados que tienen tan fácilmente como sea posible. De esta manera, a pesar de que usted no está siguiendo como estricto de un régimen dietético es un mayor impacto en su estilo de vida ya que tendrá que seguir un régimen de ejercicio también. La mayor ventaja de usar este método es que para aquellos que no son buenos en la planificación o programación de tiempos de alimentación este programa tiene todo ya programado para usted. Convenientemente esto le permite tener su día de trucos mientras que todavía le da estructura y recompensas máximas.

Lo opuesto a esto es que un día de trucos a menudo puede convertirse en dos y luego todo el programa falla por lo que aunque no requiere tanta fuerza de voluntad como EatStopEat significa que usted necesitará lo suficiente para mantener su trampa en el control. Además, dado que el horario planificado varía a diario no hay mucho espacio para la flexibilidad y puede ser inconveniente para encajar en un estilo de vida ocupado. El calendario proporcionado con el programa proporcionará algo de ayuda, pero sigue siendo el mayor impacto en su día en comparación con los otros programas.

Beneficios de este método

• Pérdida de grasa

Al ayunar durante 36 horas, usted está tomando una menor cantidad de calorías. Esto conducirá a una rápida pérdida de grasa.

• Días completos de trucos

El modelo Rápido/Feast le permite implementar días completos de trucos. Esto es excelente para el diente dulce común y le ayuda a mantener su metabolismo funcionando.

• Elimina los antojos de comida

Mediante la implementación de días de trucos, se hace más fácil resistir los alimentos no saludables en el camino. Le dará a su cuerpo un descanso mental y físico. Eliminar los antojos de comida le ayudará a evitar comer comida chatarra en exceso.

Contras de Eat Stop Eat

El método es relativamente difícil de seguir debido a las dos razones siguientes:

1) Muy difícil mantener sus calorías en cheque

Para la mayoría de las personas será muy difícil mantener sus calorías en control durante sus días de trucos. Si no está familiarizado con la cantidad de calorías que contienen la mayoría de los alimentos, es casi imposible no cruzar demasiado su límite.

2) Los ayunos de 36 horas pueden ser muy largos

Si nunca has ayunado antes, puede ser muy difícil sostener el ayuno de 36 horas. La mayoría de las personas que hacen esta versión de Ayuno intermitente ya están familiarizados y avanzados con él, por lo que son capaces de sostenerlo más fácil.

Sin embargo, al igual que la Dieta del Día Alternativo, comience este modelo comenzando pequeño. No intente ayunar durante 36 horas a la vez, sino que comience poco a poco ayunando durante 12 horas y aumente gradualmente el tiempo.

Capítulo 10: Eficiencia en el ayuno intermitente

Recuerdo que cuando empecé, cometí algunos errores críticos que ralentizaron el proceso de implementación del ayuno intermitente. Quiero mostrarle exactamente cómo implementar el ayuno intermitente de manera eficiente sin cometer errores innecesarios.

Paso #1: Comience con el porqué

Con todo lo que haces en la vida, deberías saber las razones detrás de ella. Hacer ciertas cosas sin saber exactamente por qué las estás haciendo eventualmente hará que fracases. Lo mismo ocurre con el ayuno intermitente. Antes incluso de empezar a implementarlo, debe saber por qué desea implementar el ayuno intermitente. Nuestras diferentes personalidades bien, ¿cómo se hace esto? Los seres humanos tenemos personalidades diferentes (o diferentes a sí). Tenemos un yo más bajo, un estándar y un yo más alto. Tendemos a cambiar entre estas personalidades a lo largo del día, dependiendo de la hora, el lugar, la situación y el entorno en el que nos encontramos.

Cada una de estas personalidades está motivada por diferentes cosas y necesitas alinear todas estas personalidades con el mismo objetivo: implementar el ayuno intermitente. Y cuando tu objetivo (implementar el ayuno intermitente) no esté alineado entre estas personalidades, eventualmente te sabotearás a ti mismo. Por lo tanto, la clave es encontrar razones que sean emocionalmente convincentes para usted para que todas sus personalidades logren un objetivo en particular.

Por ejemplo, supongamos que está de humor estándar; de repente decides perder 10 libras de grasa corporal y tu motivación es porque quieres lucir bien. Te das cuenta de que necesitas cambiar tus patrones alimenticios, así que sigues una dieta. Bueno, es muy bueno seguir una dieta, y "verse bien" es una muy buena razón para perder grasa corporal. Sin embargo, hay un problema... sólo sabes por qué tu quieres perder 10 libras de grasa corporal. Pero, ¿qué pasa con tu yo superior o tu yo inferior? ¿Por qué 'ellos' quieren perder la grasa corporal? ¿Qué pasa si te pones en un estado de ánimo estresado y ansías algo de comida chatarra? Lo más probable es que pienses "atornillar esta dieta" y sabotearte a ti mismo. O cuando estás en un yo superior, no te importa específicamente verte bien, así que piensas "¿por qué molestarte?"

Cómo reconocer a nuestras diferentes personalidades

Así que de nuevo, la clave es encontrar razones que sean emocionalmente convincentes para usted para todas sus personalidades. ¿Y cómo reconoces a tus diferentes yo? Simple, por los patrones de pensamiento que tienes. Normalmente, cuando tienes patrones de pensamiento negativos, tiendes a estar en tu yo inferior. Cuando tienes pensamientos neutrales, estás en tu ser estándar, y si tienes pensamientos muy positivos, estás en tu ser superior. Tu yo inferior: Tiende a estar motivado por razones egoístas, irracionales y un poco más infantiles siendo mejores que los demás, mostrando a la gente una lección, siendo perezoso, evitando la responsabilidad, etc.

Tu Ser Estándar: Tiende a estar motivado por razones lógicas, racionales y éticas como: saber que necesitas hacer XYZ para obtener un cierto resultado, hacer realidad tu responsabilidad, etc.

Tu Ser Superior: Tiende a estar motivado por un sentido de propósito superior como: motivar e inspirar a los demás, tener un impacto positivo en el mundo, contribuir a la sociedad, etc.

Ejercicio: Determine sus propias razones para implementar el ayuno intermitente

Ahora que sabe cómo crear sus propias razones para implementar el ayuno intermitente, es hora de que las determine. Tómese de 10 minutos a media hora para sentarse y llegar a todas las razones por las que desea / necesita implementar el ayuno intermitente. Les he mostrado todos los beneficios del ayuno intermitente y también les he mostrado que los mitos más comunes sobre el ayuno intermitente simplemente no son ciertos. Ahora, tómese el tiempo para ver las razones que más le obligan.

Además, otras razones personales para implementar el ayuno intermitente. Estas razones deben ser emocionalmente convincentes para ti y moverte hacia tu meta. Además, solo tener razones negativas o positivas para implementar el ayuno intermitente no es lo suficientemente bueno. Es necesario tener ambos (e incluso razones lógicas).

Una vez más, tómese de 10 minutos a media hora para encontrar razones para su yo inferior, yo estándar y uno mismo superior. ¡Asegúrese de encontrar tantas razones como sea posible!

Paso #2: Elija qué modelo de ayuno intermitente

Desea implementar, hemos discutido varios modelos de ayuno intermitente que puede implementar. Estos modelos son muy similares, pero difieren en la ejecución real. Una vez más, el modelo que debe implementar depende completamente de usted, pero depende de sus objetivos. Debe definir claramente sus objetivos y comprobar qué modelo de ayuno intermitente es la mejor opción para su objetivo personal.

Por supuesto, también puede mezclar los conceptos de estos modelos de ayuno intermitente. Por ejemplo, he implementado una variación del modelo Leangains y el modelo de dieta de día alternativo. Me gusta mucho el concepto del modelo Leangains, pero hay algunas cosas que no son prácticas para mí. Así que decidí crear pequeñas modificaciones en el modelo mezclándolo con el modelo de Dieta de Día Alternativo. Para ser honesto, sin embargo, no recomiendo que cree una variación de los modelos si es nuevo en el ayuno intermitente.

Le recomiendo que primero elija un modelo, lo ejecute y vea lo que sucede. Si usted encuentra que no es práctico para usted, entonces puede ser inteligente hacer algunos pequeños ajustes en el modelo o tratar de implementar otro.

Paso #3: Divida los principios de su modelo elegido en hábitos que puede implementar

Estos hábitos se discuten en el siguiente capítulo, Capítulo 11. Una vez más, todo lo que los seres humanos hacemos en la vida es un hábito aprendido. Los hábitos pueden ser nuestro mayor activo o nuestra mayor responsabilidad. Por ejemplo, alguien que está haciendo ejercicio a diario ha formado un gran hábito (leer: activo). Pero alguien que está comiendo comida chatarra todos los días ha formado un hábito muy perturbador (leer:

responsabilidad). Quieres formar grandes hábitos que te ayuden a avanzar hacia tus metas.

Pero implementar estos hábitos puede ser muy difícil, porque exige fuerza de voluntad para crear un hábito. Así que lo que querrás hacer es dividir todos los principios en hábitos diminutos que puedas implementar fácilmente. Al principio se sentirá como si no estuvieras haciendo ningún progreso, pero puedo asegurarte que lo harás si lo haces consistentemente.

Además, no cometa el error de tratar de implementar demasiados hábitos a la vez. Tienes una cantidad limitada de fuerza de voluntad y cuando implementas demasiados hábitos, quemarás toda tu fuerza de voluntad muy rápido, lo que resulta en sabotear tu progreso o descartar todo el modelo de ayuno intermitente.

Paso #4: Revisar y visualizar sus hábitos además de implementar uno al mes

Para implementar correctamente los hábitos elegidos en el paso 3, es necesario implementarlos muy lentamente. Sé que mucha gente quiere hacer el cambio muy rápido, así que deciden revisar su dieta dentro de una semana. ¡Esta no es la manera correcta de hacerlo! No importa cuánta fuerza de voluntad tengas, cada ser humano tiene un punto de quiebre. El punto de quiebre es el punto en el que quemas toda tu fuerza de voluntad y descartas todos tus hábitos elegidos. Cuando eso sucede, usted no está haciendo progreso, o peor, en realidad está yendo hacia atrás!

Capítulo 11: Hábitos que se pueden adaptar para el ayuno exitoso

Para que sea más fácil para usted, he dividido todos los modelos de ayuno intermitente del capítulo 3 en pequeños hábitos aquí abajo:

Leangains

Hábito 1: Iniciar la ventana de alimentación en la hora X (el momento en que desea comenzar su ventana de alimentación todos los días).

Hábito 2: Rompe tu ventana de alimentación en X+8 horas (8 horas después de haber comenzado tu ventana de alimentación).

Hábito 3A (Para personas que intentan perder peso): Come 25% de carbohidratos, 40% de proteína y 35% de grasa de tu consumo total diario de calorías.

Hábito 3B (Para personas que intentan aumentar de peso): Come 50% de carbohidratos, 35% de proteína y 15% de grasa de tu consumo total diario de calorías. Asegúrese de comer aproximadamente 200-400 calorías más de las que se muestra para aumentar de peso correctamente.

La dieta de los guerreros

Hábito 1: Iniciar tu ventana de alimentación en La hora X (el momento en que quieres comenzar tu ventana de alimentación todos los días, pero tiene que ser por la noche).

Hábito 2: Rompe tu ventana de alimentación en X+4 horas (4 horas después de haber comenzado tu ventana de alimentación).

Hábito 3: Reemplazar los refrigerios malos (alimentos procesados, etc.) por frutas

Hábito 4: Comienza a comer pequeñas porciones de la proteína fuera de tu ventana de alimentación (alrededor de 100 calorías por comida).

Hábito 5: Sustituya las bebidas malas (refrescos, etc.) por zumo de fruta y agua.

Eat Stop Eat

Hábito 1: Elige un día en el que quieras ayunar durante 24 horas y comienza ayunando durante 12 horas ese día.

Hábito 2: Aumenta tu ayuno a 16 horas ese día.

Hábito 3: Aumenta tu ayuno a 20 horas ese día.

Hábito 4: Aumenta tu ayuno a 24 horas ese día.

Hábito 5 (para las personas que quieren ayunar durante 24 horas en otro día): Repite el hábito #1 para habitar #4 para otro día.

Dieta de día alterno

Primero, determina cuántas calorías necesitas para mantener tu peso.

Hábito 1: Asegúrese de consumir la cantidad de calorías necesarias para mantener su peso todos los días.

Hábito 2: Coma el 80% de sus calorías en días bajos en calorías.

Hábito 3: Disminuye eso al 60% de tus calorías en días bajos en calorías.

Hábito 4: Disminuye eso al 40% de tus calorías en días bajos en calorías.

Hábito 5: Disminuye eso al 20% de tus calorías en días bajos en calorías.

Modelo ayuno/Feast

Hábito 1: Soportar un ayuno de 12 horas seguido de un día normal de comer

Hábito 2: Soportar un ayuno de 18 horas seguido de un día normal de alimentación

Hábito 3: Soportar un ayuno de 24 horas seguido de un día normal de comer

Hábito 4: Soportar un ayuno de 32 horas seguido de un día de trucos

Hábito 5: Soportar un ayuno de 36 horas seguido de un día de trucos Cómo implementar un hábito

Entonces, ¿cómo implementas los hábitos sin quemar toda tu fuerza de voluntad?

Implementar un hábito al mes. Por ejemplo, decida que va a ejecutar el hábito 1 en el día 1 hasta el día 30. Si lo ha hecho con éxito, puede proceder a implementar el hábito 2. Si te das cuenta de no ejecutar el hábito 1 en algún lugar entre el día 1 y el día 30, reinicia el ciclo. Sé que suena muy aburrido y molesto de hacer, pero esta es la única manera de hacerlo con eficacia.

Además, te das cuenta de que cuanto más haces algo, más fácil se pone. Sólo la primera semana o dos será la más dura, y después de eso puedes estar casi 100% seguro de que seguirás adelante.

Otra cosa a tener en cuenta es que si usted ha implementado el primer hábito con éxito, pero se da cuenta de que no se ejecuta mientras intenta implementar el hábito 2, es necesario volver atrás y comenzar los 30 días de nuevo con el hábito 1.

El objetivo no es hacer todos los hábitos durante 30 días una vez, sino más bien mantener esos hábitos. Por lo tanto, asegúrese siempre de que los hábitos que implementó anteriormente se están llevando a cabo mientras se hacen los más nuevos.

Revise y visualice sus hábitos.

Además, necesita tomar aproximadamente 10 minutos al día para revisar y visualizarse eficazmente haciendo los hábitos. Si haces esto, constantemente te recordarás por qué estás haciendo lo que estás haciendo y te ayudas a hacer que el hábito sea parte de tu realidad.

Para revisar eficazmente tu hábito, lee las razones por las que quieres implementar esos hábitos. Después de eso, tómese 7-10 minutos para visualizar haciendo el hábito con éxito.

Capítulo 12: Qué puede causar fallas en el ayuno intermitente

Muchas personas pueden no sostener el ayuno. En este capítulo, vamos a ver algunos de los factores que pueden causar que las personas no tengan éxito en hacer un buen y requerido ayuno.

Motivo #1: Sus razones no son lo suficientemente fuertes

Como se indicó anteriormente, usted necesita llegar a varias razones convincentes para implementar el ayuno intermitente en su vida. Si no tienes suficientes razones que te obligan emocionalmente en todo momento, será más probable que fracases. Además, existe la posibilidad de que la gente cuestione su decisión y si usted no es capaz de explicarse completamente a sí mismo exactamente por qué necesita implementar el ayuno intermitente, en algún momento pensará: "¿Por qué molestarse? Al diablo con esto."

Solución:

La solución es muy simple - indicar al menos 15 razones que emocionalmente te obligan por qué debes hacer ayuno intermitente. Esto te ayudará a apegarte a él, incluso cuando la gente cuestione tu comportamiento.

Motivo #2: ir muy rapido

Incluso si usted está haciendo todo bien, lo más probable es que todavía está fallando en mantener su dieta de ayuno intermitente. ¿por qué? Porque estás tratando de implementar todos los hábitos a la vez. Si bien entiendo que quieres implementar el ayuno intermitente en tu vida rápidamente, no es la manera más inteligente de hacerlo. Nosotros como seres humanos tenemos una cantidad limitada de fuerza de voluntad, y cada vez que intentas implementar un nuevo hábito, te acuestas un poco.

Por lo tanto, usted puede entender que si usted intenta implementarlos todos a la vez, va a agotar toda su fuerza de voluntad muy rápidamente. Cuando esto sucede, has llegado a tu punto de quiebre. Cuando hayas llegado a tu punto de quiebre, lo más probable es que te rindas en el ayuno intermitente y volverás a hacer las cosas a la antigua. O peor aún, tendrás la posibilidad de que desarrolles malos hábitos.

Solución:

Como se ha explicado anteriormente, debe identificar si es un alumno lento o un alumno rápido. ¿Qué tan rápido eres capaz de implementar las cosas? Esta es una pregunta que sólo se puede responder experimentando con ella. Comienza de forma pequeña y gradualmente, luego aumenta una serie de hábitos que tomas.

Tenga en cuenta que todo el mundo tiene un punto de quiebre y todos se rendirán cuando hayan llegado a este punto de quiebre. Si te das por vencido con el tiempo, incluso mientras haces todo bien, elige aplicar los hábitos un poco más lento de lo que habías planeado. Vea la implementación del ayuno intermitente como un maratón, no como un sprint.

Lento pero constante siempre ganará la carrera. Es la persona que implementa las cosas lenta pero consistentemente que tiene éxito, a diferencia de la persona que sale todo durante las primeras 2 semanas y renuncia después de eso. En resumen, da un paso a la vez y mantente constante.

Razón #3 demasiadas distracciones

Para citar a Jim Rohn, "Eres el promedio de las 5 personas con las que pasas más tiempo". Con esta cita, Jim Rohn está tratando de decir que asumirás los hábitos de las personas con las que pasas más tiempo, te guste o no. Esto se debe a que los seres humanos somos criaturas sociales y uno de nuestros deseos primarios es pertenecer a un grupo de personas.

Pero también (como se discutió anteriormente), usted tiene tanta fuerza de voluntad que puede utilizar para mantener sus propios hábitos cuando está con estas 5 personas. Si usted es alguien que come sano todo el tiempo, pero sus 5 personas son adictos a la comida chatarra, no tomará mucho tiempo hasta que se pille comiendo comida chatarra regularmente.

Estas 5 personas pueden ser una bendición o una maldición para tus metas. Si tienen los mismos objetivos que tú, será mucho más fácil tener éxito. Si este no es el caso, se preparará para el fracaso. Por lo tanto, puede haber una posibilidad de que usted no sea capaz de seguir con el ayuno intermitente debido a estas personas.

Solución:

Lo primero que debes darte cuenta es que no es su culpa que no tengas éxito con el ayuno intermitente. Es sólo que tu y sus objetivos están en conflicto. Una manera de evitar esto es preguntándoles si quieren ayudarlo con el problema. Explíqueles por qué el ayuno intermitente es tan importante para usted y muéstreles qué resultados le brinda. Pregúnteles si pueden respetar su decisión y si pueden comer en diferentes momentos si usted está cerca.

Personalmente le pedí a mis amigos que tuvieran en cuenta que era muy difícil para mí seguir ayunando cuando comieran constantemente a mi alrededor, y rara vez tuve algún problema con ellos. Si aún así sigues teniendo problemas, visita la página de ayuda de M. Si algunas personas realmente no quieren cooperar, elijan retirarse de su presencia cuando comen. En resumen, elimina todas las distracciones. Como se indicó anteriormente, usted necesita llegar a varias razones convincentes para implementar el ayuno intermitente en su vida. Si no tienes suficientes razones que te obligan emocionalmente en todo momento, será más probable que fracases.

Conclusión

¡Felicidades, has llegado al final del ayuno intermitente! Espero que sepas mucho más sobre el ayuno y que tú (si aún no lo has hecho) comiences a implementar el ayuno intermitente en tu vida. Ahora que sabes que el ayuno proporciona muchos beneficios, es fácil de implementar y que los mitos comunes no son ciertos, espero que estés motivado para implementar la información.

La verdad es que con el ayuno intermitente realmente no hay uno, ya que es mucho más fácil de hacer de lo que parece. Para bajar de peso con el ayuno intermitente no cambias tus hábitos alimenticios saludables en absoluto, excepto por uno o dos períodos de 24 horas cada semana donde no consumes calorías. Estos hechos deben ser programados para hacerlos lo más fácil posible. Cuando no ayunas sólo comes lo que normalmente harías. Idealmente esto debe presentar carnes y pescados de buena calidad con la mayoría fibrosa, no almidón o carbohidratos dulces, además de una gran cantidad de agua potable. No ayune más más de dos veces por semana o durante más de 24 horas a la vez.

El programa de ayuno intermitente puede ser muy eficaz, seguro y sostenible. Uno de los mejores beneficios de IF es que una vez que tengas el programa en su lugar puedes llevarlo de por vida. Usted no necesita alimentos especiales o para comprar suplementos especiales o un programa especial, puede comer lo que normalmente come sólo en un marco de tiempo programado.

A diferencia de una dieta de moda, que sólo funciona por un corto período de tiempo, el método de ayuno intermitente puede ser un estilo de vida. Usted puede comer alimentos de verdad y obtener todos los nutrientes que necesita. No hay restricciones. Una clave para recordar con cualquier programa es que no hay atajos verdaderos, todos los programas al principio serán difíciles porque te están obligando a cambiar. Pero con el método de ayuno intermitente si te apegas a él y lo conviertes en tu estilo de vida no tendrás el problema del efecto yo-yo (subir y bajar en peso).

Una cosa que recomiendo es que siempre consulte con un médico o nutricionista antes de comenzar este o cualquier programa que implique cambios en su nutrición o implique un cambio en su régimen de ejercicios.

Gracias por tomarse el tiempo para unirse a mí en este viaje de comprensión del ayuno intermitente. El ayuno puede hacer que las personas logren mucho en la vida. Así que conoce la esencia de tomar una buena suerte en todos tus esfuerzos de ayuno.

¡Gracias de nuevo por descargar este libro!